Sanaz Mehrabani
Mohammad R. Esmaeili D

Infeção por Helicobacter Pylori e hemorragia gastro-intestinal superior

Sanaz Mehrabani
Mohammad R. Esmaeili D

Infeção por Helicobacter Pylori e hemorragia gastro-intestinal superior

ScienciaScripts

Imprint

Cover image: www.ingimage.com

This book is a translation from the original published under ISBN 978-620-2-30410-8.

Publisher:
Sciencia Scripts
is a trademark of
Dodo Books Indian Ocean Ltd. and OmniScriptum S.R.L publishing group

120 High Road, East Finchley, London, N2 9ED, United Kingdom
Str. Armeneasca 28/1, office 1, Chisinau MD-2012, Republic of Moldova, Europe
Printed at: see last page
ISBN: 978-620-7-62810-0

Resumo:
Antecedentes: Existe uma controvérsia sobre a relação entre

Helicobacter pylori (H. pylori) e hemorragia gastrointestinal alta (UGIB) em

crianças. O objetivo deste estudo foi analisar a relação entre H.

infeção por pylori e UGIB em crianças do Norte do Irão.

Material e métodos: Foram consideradas como grupo de controlo 100 crianças com BIGU para as quais estava indicada uma endoscopia digestiva alta e 100 crianças sem BIGU elegíveis para uma endoscopia alta devido a dor abdominal crónica. Após o estabelecimento dos sinais vitais, foi inserida e lavada uma sonda nasogástrica. No prazo de 24 horas após a admissão, todas as crianças do grupo de estudo foram submetidas a endoscopia (sob anestesia geral). A endoscopia superior foi efectuada por um gastroenterologista pediátrico em todos os participantes. Um único patologista examinou todas as amostras.
Resultados: A idade média dos casos foi de 6,2±3,2 anos e a dos controlos foi de 7,1±2,9 anos. Não houve associação entre H. pylori e UGIB, a erosão no fondus foi significativamente maior nos casos (0,001) e o eritema no antro foi significativamente maior nos controlos (p<0,001). A gastrite inativa foi significativamente mais comum nos casos H. pylori negativos (0,006), enquanto a gastrite moderada estava presente em todos os casos H. pylori positivos (0,009).

Conclusão: Não encontrámos qualquer associação entre a infeção por H. pylori e o BIGU em crianças. São necessários mais estudos.

Palavras-chave: H. pylori, crianças, hemorragia gastrointestinal

O trato gastrointestinal superior é referido como hemorragia gastrointestinal, sendo o ligamento de Treitz superior a principal causa. Esta hemorragia é definida como rara, mas é considerada um importante problema de tratamento em crianças, necessitando frequentemente de hospitalização. A hemorragia aguda do trato digestivo superior surge geralmente com HEMATEMESIS, MELENA ou menos HEMATOCHEZIA (1), que representa cerca de 20% do total do trato gastrointestinal na infância (2) e cerca de 4,6-10% dos internamentos em UCI do sexo masculino foram atribuídos a crianças (3).

As manifestações clínicas da hemorragia do trato digestivo superior em crianças podem variar desde a anemia microssísmica sem sintomas até ao choque hipolímico. (1) As causas comuns de hemorragia do trato digestivo superior em crianças incluem lesões da mucosa e hemorragia varicosa, mas as infecções e os medicamentos são também factores possíveis (5).

Nos países ocidentais, as causas mais comuns são as úlceras duodenais e gástricas, a esofagite, a gastrite e as varizes, ao passo que na Índia e noutros países as varizes e as hemorróidas são os problemas predominantes (1). A Helicobacter pylori é uma bactéria Gram-negativa que coloniza naturalmente o muco gástrico (6). Pensa-se que os seres humanos são a única fonte definitiva de infeção por Helicobacter pylori. Atualmente, a Helicobacter pylori é diagnosticada como a principal causa de doenças como a gastrite crónica, as úlceras gástricas, o adenocarcinoma gástrico e o MALT (7). A prevalência da infeção por Helicobacter pylori está diretamente relacionada com a idade, a saúde familiar e o estatuto socioeconómico, embora a infeção aumente com a idade (8). Pensa-se que a aquisição da Helicobacter pylori ocorre na infância e que mais crianças nos países em desenvolvimento são infectadas até aos 10 anos de idade (9). Os sintomas da infeção por Helicobacter pylori incluem dor abdominal, náuseas e vómitos, anorexia, *hematémese*, fezes moles e anemia por deficiência de ferro (10). A Helicobacter pylori é conhecida por ser uma das principais causas de úlceras duodenais em crianças. As úlceras duodenais e o uso de AINEs são as causas mais comuns de hemorróidas gastrointestinais superiores em crianças, e a infeção por Helicobacter pylori deve ser considerada em crianças com hemorragia gastrointestinal superior aguda. Atualmente, estão disponíveis muitos testes de diagnóstico para detetar a infeção por Helicobacter pylori, incluindo C- UBT4, deteção de antigénios de Helicobacter pylori nas fezes e anticorpos séricos, que são adequados para os cuidados primários, mas o método de diagnóstico mais fiável para Helicobacter pylori é a biópsia endoscópica (7). Até à data, foram realizados muitos estudos em adultos para investigar a associação entre o Helicobacter pylori e a hemorragia digestiva alta, mas não foram realizados estudos suficientes em crianças (3).Assim, devido à falta de estudos realizados sobre a relação entre a infeção por Helicobacter pylori e a hemorragia do trato gastrointestinal superior em crianças, este estudo tem como objetivo comparar a frequência da infeção por Helicobacter pylori e a sua associação com a hemorragia do trato gastrointestinal superior em crianças com hemorragia gastrointestinal encaminhadas para o Hospital Pediátrico de Amirkola.

Morfologia da Helicobacter pylori:

A Helicobacter pylori é um organismo espiralado Gram-negativo com vários flagelos nos seus pólos (12). Muitas das suas características são semelhantes às da Campylobacter jejuni (13). °A bactéria é cultivada num meio de cultura de ágar chocolate a 37 C durante 3-5 dias. Esta bactéria vive em água fria e quente (14) e tende a residir na mucosa do epitélio gástrico, onde adere às células epiteliais gástricas através de adesões específicas. Os factores importantes para a capacidade do organismo de colonizar o estômago incluem Motilidade, formação de ureia e força de adesão. Este organismo pode também estar ligado ao epitélio gástrico, o que impede que o organismo se desloque através do ciclo celular e da secreção de muco ou da motilidade gástrica (12).

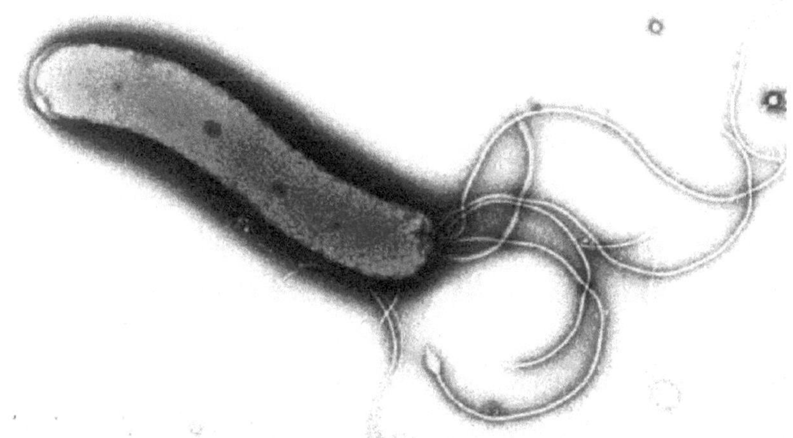

Figura 1.1 Morfologia da Helicobacter pylori

A lesão dos tecidos é causada pela produção de lipopolissacáridos, que activam os leucócitos, e pelas proteínas Vac A e Cag A, que têm um efeito citotóxico.

A colonização provoca uma inflamação aguda e crónica sob a forma de uma acumulação de neutrófilos, de plasmócitos, de células T e de macrófagos, associada a diferentes graus de lesões das células epiteliais, e todos estes problemas são resolvidos após o tratamento (12).

Esta bactéria produz enzimas urease para viver num ambiente ácido gástrico agressivo (12). Esta enzima converte a ureia em amoníaco e bicarbonato. Estes produtos neutralizam o ácido gástrico e criam um bom terreno para a Helicobacter pylori. Para além da urease, existem outras enzimas como a lipase, a musinase, a hemolisina e a catalase. Não se sabe ao certo qual destas enzimas é responsável pela inflamação do tecido epitelial gástrico (15 e 13).

Epidemiologia

A Helicobacter pylori é considerada a infeção microbiana mais comum no mundo, afectando aproximadamente 50% das pessoas. Sabe-se que os seres humanos são a principal fonte de Helicobacter pylori, e não se conhece nenhuma outra entidade que seja fonte de Helicobacter pylori.

São observados outros tipos de Helicobacter em muitos animais e, por vezes, os seres humanos são infectados com Helicobacter de outros animais, como o H. helmanti (12). Na maioria dos seres humanos, a Helicobacter pylori é aparentemente adquirida no início da vida (antes dos 5 anos de idade) (12).

No entanto, o mecanismo exato de transmissão ainda não é claro e é possível que a doença seja transmitida de uma pessoa para outra através do contacto próximo e familiar. A via de transmissão pode ser fecal-oral, oral-gastrogénica ou oral-oral.

A densidade populacional e a pobreza relacionada com a saúde são consideradas factores de risco para a aquisição de Helicobacter pylori.
Esta infeção está mais disseminada nos países do terceiro mundo, com mais de 80% da população infetada até aos 20 anos de idade e mais de 90% dos adultos também infectados (12).
A incidência é de 0,5% por ano nos países industrializados e de 3 a 10% por ano nos países em desenvolvimento (16).

A Helicobacter pylori causa claramente uma gastrite histológica, mas apenas uma pequena percentagem de doentes com gastrite causada pela Helicobacter pylori sofre de úlcera gástrica ou de cancro do estômago.
Tal como referido no mundo ocidental, a prevalência da infeção por Helicobacter pylori em indivíduos saudáveis depende da idade, variando entre 10% nos indivíduos com menos de 30 anos e 60% nos indivíduos com mais de 60 anos (17). Embora o prognóstico da infeção por Helicobacter pylori seja desconhecido, as manifestações clínicas podem ser associadas à extensão das alterações histopatológicas no estômago.

A gastrite predominante na região antral deve-se à infeção por Helicobacter pylori com ulceração duodenal, ao passo que a colonização presente no corpo e no fundo do estômago tem maior probabilidade de resultar em gastrite atrófica. Outro fator importante que afecta o resultado da infeção é a resposta do hospedeiro, os factores ambientais e a idade do indivíduo na altura da infeção.

De facto, todos os doentes com Helicobacter pylori têm gastrite crónica superficial, mas as úlceras gástricas ou duodenais só são observadas em 20% dos doentes. Existe um risco elevado de cancro em doentes com Helicobacter pylori e gastrite atrófica grave ou gastrite dominante no tronco.

Por último, a reação linfocítica da mucosa a uma infeção por Helicobacter pylori pode levar a uma proliferação monoclonal de células B no linfoma MALT (linfoma do tecido linfático associado ao muco).
Este tipo de linfoma ocorre em cerca de um em um milhão de doentes que têm uma infeção por Helicobacter pylori (12, 15 e 17).

Sintomas clínicos
No entanto, não foram identificados sintomas clínicos específicos de Helicobacter pylori em doentes pediátricos e a maioria das crianças com infeção por Helicobacter pylori são consideradas casos assintomáticos.
No entanto, este tipo de infeção pode estar associado de forma

aguda a sintomas como náuseas, dor abdominal superior e mau hálito (17). A Helicobacter pylori está envolvida no desenvolvimento das seguintes doenças:

1-Gastrite: Os sintomas clínicos da gastrite nas crianças podem ser dores abdominais recorrentes que se desenvolvem durante a fase aguda da infeção (17).

2. Úlceras digestivas: A Helicobacter pylori foi identificada como um fator patogénico em 90% das úlceras duodenais e em 60-80% das úlceras gástricas em doentes pediátricos (15).

3. Outras doenças, nomeadamente: Entropia da excreção proteica e diarreia crónica (16 e 18), metaplasia do epitélio gástrico e do epitélio duodenal (19), DRGE (doença do refluxo gastroesofágico) (21), atraso de crescimento (FTT), doença celíaca, doença de Crohn, hipertensão (21), síndrome da morte súbita do lactente (22), anemia por deficiência de ferro (23), dispepsia sem cicatrizes (24), vómitos frequentes (25), dor abdominal crónica recorrente, MALT (12), alergia alimentar (26).

Diagnóstico

Existem vários testes invasivos e não invasivos para diagnosticar a infeção por Helicobacter pylori. A precisão dos testes de diagnóstico depende da prevalência da infeção por Helicobacter pylori na comunidade e, em áreas com uma baixa prevalência, como os países industrializados, a endoscopia é considerada o método mais fiável para detetar a infeção e as suas consequências nas crianças (12).

Para confirmar o diagnóstico de infeção, deve ser efectuada uma biópsia do antroma, do tronco e das zonas intersticiais. A amostra de tecido deve ser analisada para detetar uma infeção colorrectal (infeção por Helicobacter pylori).

As técnicas de tingimento utilizadas incluem a acridina laranja, a colorização com prata e o tingimento triplo com azul+Steinet+NE.

A coloração com prata é até 100 % sensível (27). No entanto, é menos utilizada porque é cara e difícil. Das outras técnicas de tingimento, a Gimsa tem uma sensibilidade elevada e é fácil de manusear.

Pode ser efectuado um teste da urease numa amostra de biopsia. Neste teste, a amostra de biópsia é colocada num ágar com corante que é sensível ao PH.

Se os organismos produtores de urease estiverem presentes na amostra de biopsia, a cor altera-se. A amostra pode ser cultivada em condições de pouco ar e a sensibilidade microbiana pode ser determinada, particularmente em doentes em que o tratamento anterior para eliminar o micróbio falhou.

Os testes não invasivos incluem a determinação de anticorpos contra Helicobacter pylori na urina e na saliva. Em áreas com uma baixa prevalência, a sensibilidade e a especificidade destes testes são baixas, pelo que não se pode recomendar qualquer método de tratamento apenas com base nos mesmos.

Como já vimos, a maioria destes testes não diferencia entre infecções passadas e presentes e não são recomendados para determinar a destruição da infeção. O teste respiratório da ureia (UBT) é outro método não invasivo que é efectuado utilizando isótopos de carbono (C13 ou C14). As amostras de ar expirado são recolhidas e analisadas para detetar a presença de dióxido de carbono, que é causado pela decomposição da ureia no estômago.
O UBT é muito sensível e proprietário, mas o seu método padrão ainda não foi identificado em crianças, o tratamento prévio com antibióticos e a terapêutica com inibidores da bomba de protões e outros antiácidos também interferem com o teste acima referido(12).

A deteção do antigénio de Helicobacter pylori nas fezes também é específica e sensível em crianças. A desvantagem é que são necessárias amostras de fezes frescas e que os antigénios só são excretados nas fezes várias semanas após o tratamento com anti-Helicobacter pylori.

A serologia (determinação de anticorpos anti-Helicobacter pylori no sangue) é o método mais simples para diagnosticar a infeção atual e anterior. A chave para a utilização deste método em crianças é a menor capacidade de resposta imunitária em comparação com os adultos.

Outras desvantagens mencionadas são:

1 - Cerca de metade dos doentes ainda apresentam níveis séricos elevados de IgG anti-Helicobacter pylori 12 meses após a erradicação completa da infeção (27).

2 A frequência da infeção em crianças pode levar a uma interpretação incorrecta grave da serologia (26).

3 A subnutrição, sobretudo nas crianças dos países em desenvolvimento, pode afetar a resposta do sistema imunitário à infeção (25).

4_Factores epidemiológicos influenciam a utilização de testes serológicos para o diagnóstico da infeção por Helicobacter pylori em crianças. Por exemplo, este método tem a sensibilidade mais baixa para crianças que vivem em espaços com muita gente no final da faixa etária (27).Tratamento:

O tratamento da Helicobacter pylori deve ser efectuado em doentes com úlcera péptica, antecedentes de úlcera péptica, linfoma MALT e gastrite atrófica ou metaplasia intestinal.A decisão de tratar a gastrite sem uma ferida depende tanto do médico como do doente, na ausência das provas acima referidas. Existem várias terapias dietéticas para eliminar a Helicobacter pylori, e estas dietas contêm pelo menos dois antibióticos e um antiácido que são prescritos durante 1-2 semanas e eliminam a Helicobacter pylori em adultos em mais de 90% dos casos (12).Em 20 % dos doentes, a Helicobacter pylori não é eliminada após a conclusão do tratamento (falha do tratamento), sendo necessário um segundo tratamento com quatro medicamentos (12).O exame de acompanhamento para confirmar a erradicação da infeção tem lugar um mês após o fim do tratamento e é geralmente efectuado através do teste respiratório da ureia ou do teste do antigénio de Helicobacter pylori nas fezes.

Os testes de despistagem de anticorpos anti-Helicobacter pylori não são recomendados, uma vez que os anticorpos permanecem em níveis elevados no sangue durante vários meses, mesmo depois de a infeção ter desaparecido.

Este teste não tem valor para o diagnóstico da infeção nos países em desenvolvimento e é adequado para os países industrializados normalizados (12).

O tratamento de primeira linha é uma terapia tripla que inclui um inibidor da bomba de protões (omeprazol) e dois antibióticos. Aparentemente, os antibióticos claritromicina são mais eficazes quando utilizados em conjunto com a amoxicilina.

A duração do tratamento é de 7-14 dias (de preferência 2 semanas).

O metronidazol é utilizado em vez da amoxicilina nas pessoas alérgicas à penicilina.

Uma vez que observámos que a resistência bacteriana a este medicamento é elevada, a primeira linha de medicação em vez de antibióticos pode ser o metronidazol com bismuto e tetraciclina (1).

Em 20% dos casos, os métodos de tratamento inicial não conseguem eliminar as bactérias do estômago e a maioria dos casos deve-se à resistência bacteriana aos medicamentos, nomeadamente ao metronidazol ou à claritromicina.Se o tratamento falhar, pode ser prescrito um curso de terapia quádrupla com antibióticos diferentes dos da primeira linha.

Em 50% dos casos notificados, foram observados efeitos secundários nos doentes, mas estes foram tolerados por 90% dos doentes e apenas 10% levaram à interrupção do tratamento.
O metronidazol e a claritromicina provocam um sabor metálico na boca e o metronidazol pode causar neuropatia periférica e, raramente, convulsões.
A claritromicina pode causar dores de estômago, náuseas, vómitos ou diarreia e alterar o sabor da boca.

A tetraciclina pode causar fotofobia e não deve ser tomada por mulheres grávidas e crianças com menos de 12 anos de idade. A taxa de resistência bacteriana ao metronidazol é de cerca de 30 % (12).

Dietas terapêuticas
Primeiro ponto

1. Amoxicilina 50 mg/kg/dia ou 1 g/lote + claritromicina diariamente 15 mg/kg ou 500 mg/lote + inibidores da bomba de protões como o omeprazol 20 mg/lote.

2 Amoxicilina 50 mg/kg/dia ou 1 g/bid + inibidores da bomba de protões, como o omeprazol 20 mg/bid + metronidazol 20 mg/kg/dia ou 500 mg/bid

2. Metronidazol 20 mg/kg/dia ou 500 mg/bid + claritromicina diariamente 15 mg/kg ou 500 mg/bid + inibidor da bomba de protões 20 mg/bid.

Segundo ponto

1. subcitrato de bismuto (um comprimido ou prescrição de 15 cc do seu xarope de 6 em 6 horas) inibidor da bomba de protões + metronidazol + um antibiótico como a amoxicilina (50 mg/ kg/dia ou 1 g /bid) ou tetraciclina (500 mg qid) ou claritromicina

Segundo ponto

1. subcitrato de bismuto (um comprimido ou 15 ml de xarope de 6 em 6 horas) + inibidor da bomba de protões + metronidazol + um antibiótico como a amoxicilina (50 mg/kg/dia ou 1 g/dia) ou a tetraciclina (500 mg/dia) ou a claritromicina

Trato gastrointestinal superior (28)

A hemorragia gastrointestinal é um dos problemas mais graves que levam os doentes a procurar os gastroenterologistas para diagnóstico e tratamento.

Uma compreensão correcta das diferentes etiologias e abordagens terapêuticas é essencial para alcançar resultados de sucesso.

Existem várias causas de hemorragia gastrointestinal, algumas das quais requerem cuidados de emergência e outras desaparecem sem tratamento.

Definição das diferentes formas e tipos de hemorragia gastrointestinal

alta:

A hematémese é geralmente designada como a excreção de sangue ou de substâncias castanhas escuras associadas a hemorragias gastrointestinais (proximais aos ligamentos de Treitz).

A melena é também conhecida como fezes escuras e pretas, frequentemente associadas a hemorragias no esófago, no estômago ou nos intestinos.
A hematoquezia refere-se a uma transfusão acentuada de sangue ou de substâncias avermelhadas através do reto, normalmente associada a envolvimento do trato intestinal distal ou a hemorragia do cólon, podendo estar associada a hemorragia gastrointestinal superior em casos de trânsito intestinal rápido ou de hemorragia grave na parte superior do intestino.

Sintomas precoces e avaliação:
Para avaliar a hemorragia gastrointestinal, é necessário resumir várias questões e indicar uma intervenção imediata ou procedimentos de diagnóstico:

1. Descrição da localização, duração, quantidade e aspeto do hematoma. 2. Exame físico, aspeto geral e sinais vitais do doente.
3. doenças e medicamentos associados

As respostas podem ser utilizadas para avaliar a gravidade da hemorragia e determinar as medidas necessárias para o doente. Se a história clínica e o exame físico indicarem uma hemorragia grave, um aspeto doloroso e sinais vitais instáveis, o doente deve ser tratado com urgência e imediatamente.

No entanto, se as biografias não contiverem quaisquer referências a situações agudas e de emergência, são úteis perguntas adicionais para determinar as possíveis causas da hemorragia.
Biografia
Uma descrição da hora, local e duração da ocorrência do confinamento
B: Ser confrontado com pessoas com sintomas semelhantes e entrar em contacto com os sintomas semelhantes
História da QTravel

D: Exposição a toxinas, animais contaminados e alimentos e fontes de água contaminados
E:Ingestão de corpos estranhos F:Consumo de alimentos ou medicamentos especiais

G: Existem outros sintomas acompanhantes, como dores abdominais, erupções cutâneas, vómitos, dores de cabeça, diarreia, febre, etc.

As crianças podem expressar mais o volume, o tempo e a frequência da hemorragia do que a quantidade real. Deve ter-se em conta que uma biografia positiva de um acontecimento não exclui outra causa de hemorróidas.
Por exemplo, uma criança que sofre de melena devido à ingestão de mirtilos

pode ter uma úlcera duodenal como causa da melena.

Para além da biografia do doente, também devem ser registados os antecedentes sociais e familiares. Estes pontos ajudarão o médico.
Além disso, os vários alimentos e medicamentos podem fazer com que as fezes ou os vómitos indiquem falsamente uma hemorragia gastrointestinal.
Alimentos e medicamentos que provocam uma coloração anormal das fezes:
Cor vermelha: chocolate, laxantes, beterraba, fenitoína, rifampicina
Cor preta: bismuto, carvão ativado, ferro, espinafre, gordura
Exame físico e análises laboratoriais

Após a biografia, o médico deve classificar o doente (criança) como urgente ou não urgente, sendo esta questão confirmada pelo exame físico e pelos resultados laboratoriais.

Em primeiro lugar, deve ser efectuada uma avaliação do estado geral de saúde, dos sinais de hemorragia grave (sangue na boca ou nas fezes) e uma avaliação circulatória que inclua a frequência cardíaca, a pressão arterial e o débito urinário, no âmbito de uma abordagem ABC.
Uma vez concluído o exame físico, é necessário um procedimento laboratorial específico. Nos casos em que a hemorragia é evidente, a hemorragia gastrointestinal deve ser confirmada por um teste laboratorial adequado. Exceto em caso de hemorragia ligeira, é necessária uma lavagem gástrica nos outros casos para determinar o volume da hemorragia e os sinais de hemorragia persistente.
Neste método, o trato gastrointestinal é introduzido no estômago depois de ter sido impregnado com um gel lubrificante e anestésico local, sendo depois lavado com 50 cc de água esterilizada.

Capítulo 3 Material e métodos:

Este estudo transversal foi realizado entre 2009 e 2016 no Amikola Children's Hospital (hospital afiliado da Babol University of Medical Sciences na Irlanda do Norte).

As crianças com mais de 6 meses de idade em que o UGIB foi indicado para endoscopia gastrointestinal superior foram consideradas como o grupo de casos, enquanto as crianças com idade e sexo semelhantes, sem UGIB e elegíveis para endoscopia devido a dor abdominal crónica, foram consideradas como o grupo de controlo.

Os critérios de exclusão foram: Coagulopatia, distúrbios hemorrágicos, diabetes mellitus ou doenças crónicas, hemodinâmica instável, ingestão de corpos estranhos, varizes esofágicas e gástricas, ingestão de substâncias corrosivas, utilização recente de IBP (inibidores da bomba de protões) e antibióticos.

Foi obtido o consentimento informado de todos os pais antes do início do estudo. Após a estabilização dos parâmetros vitais, foi inserida uma sonda nasogástrica nas 24 horas seguintes à admissão e a roupa foi lavada, tendo sido depois realizada uma endoscopia em todas as crianças do grupo de estudo (sob anestesia geral).

A endoscopia digestiva alta foi efectuada em todos os participantes por um gastroenterologista pediátrico. Para o procedimento, foi utilizado um gastroscópio pediátrico Pentax (EPM 3500). Em todos os casos, foram colhidas amostras do esófago, do estômago e do duodeno. Os resultados macroscópicos da endoscopia foram registados.

Um único patologista analisou todas as amostras para avaliação microscópica (com coloração de Giemsa para H. pylori). A classificação de Sydney foi utilizada para a avaliação endoscópica da gastrite. (13) Todos os dados foram analisados utilizando o software SPSS versão 22 (SPSS Inc., Chicago, IL, EUA). Os dados foram apresentados como média±DP para variáveis contínuas ou frequência para variáveis categóricas. O teste t para amostras independentes foi utilizado para comparar variáveis contínuas. Um valor de P inferior a 0,05 foi considerado significativo.

Capítulo 4 RESULTADOS:

Foram inscritos 100 casos no grupo de hemorragia e 100 no grupo de controlo.

As características demográficas estão resumidas na Tabela 1. Não se registou qualquer associação entre H. pylori e UGIB (Tabela 1).

Quadro 1: Características demográficas

	Cases	controls	P value
Age (mean± SD)(years)	6.2±3.2	7.1±2.9	0.07
Sex Male Female	 58(58%) 42(42%)	 46(46%) 54(54%)	 0.1
H. pylori infection Yes No	 10(10%) 90(90%)	 12(12%) 88(88%)	 0.8

A idade média dos casos positivos para H. pylori foi de 10,2±3,3 anos, enquanto a dos indivíduos de controlo foi de 8,1±2,7 anos ($p<0,001$).

A erosão no fondus foi significativamente maior nos casos e o eritema no antro foi significativamente maior nos controlos (Tabela 2).

Tabela 2: Achados endoscópicos nos dois grupos

	Cases	controls	P value
Esophagus Erythema Erosion Ulcer Nodularity Mallory Weiss	 33% 7% 0 1% 3%	 68% 0 0 0 0	 0.08

Fondus Erythema Erosion Ulcer Nodularity Sub epithelial bleeding	12% 18% 0 0 18%	12% 1% 0 0 0	0.001
Body Erythema Erosion Ulcer Nodularity	8% 12% 2% 0	17% 2% 0 0	0.3
Antrum Erythema Erosion Ulcer Nodularity	26% 14% 2% 18%	67% 2% 0 37%	<0.001
Bulb duodenum Erythema Erosion Ulcer Nodularity	5% 1% 3% 6%	1% 3% 0 11%	0.07
Duodenum Erythema Erosion Ulcer Nodularity	1% 2% 0 2%	2% 3% 0 2%	0.08

Todas as úlceras duodenais foram positivas para H. pylori e a nodularidade antral foi maior nos casos positivos para H. pylori (Tabela 3).

Tabela 3: Achados endoscópicos no grupo com hemorragia gastrointestinal.

		H.pylori positive	H.pylori negative	P. Value
Esophagus	Normal	13.6 %	86.4 %	0.191
	Erythema	3 %	97 %	0.159
	Erosion	14.3 %	85.7 %	0.533
	Ulcer	-	-	-
	Nodularity	0	100 %	1.000
	Mallory Weiss		100 %	1.000
Fondus	Normal	12.9 %	87.1 %	0.311
	Erythema	0	100 %	0.604
	Erosion	5.6 %	94.4 %	0.685
	Ulcer	-	-	-
	Nodularity	-	-	-
	Sub epithelial bleeding	5.55 %	94.45 %	0.583
Body	Normal	11.4 %	88.6 %	0.684
	Erythema	12.5 %	87.5 %	0.583
	Erosion	0	100 %	0.604
	Ulcer	0	100 %	1.000
	Nodularity	-	-	-
Antrum	Normal	2.4 %	97.6 %	0.042
	Erythema	3.8 %	96.6 %	0.447
	Erosion	0	100 %	0.349
	Ulcer	0	100 %	1.000

	Nodularity	56.6%	44.4 %	0.000
D1(duodenum)	Normal	5.9 %	94.1 %	0.006
	Erythema	0	100 %	1.000
	Erosion	0	100 %	1.000
	Ulcer	100 %	0	0.001
	Nodularity	33.3 %	66.7 %	0.109
D2(duodenum)	Normal	10.5 %	89.5 %	1.000
	Erythema	0	100 %	1.000
	Erosion	0	100 %	1.0000
	Ulcer	-	-	-
	Nodularity	0	100 %	1.000

Os achados endoscópicos foram semelhantes entre os dois grupos de controlo (Tabela 4).

Tabela 4: Achados endoscópicos no grupo de controlo.

		H.pylori positive	H.pylori negative	P. Value
Esophagus	Normal	18.8 %	81.3 %	0.191
	Erythema	8.8 %	91.2 %	0.191
	Erosion	-	-	-
	Ulcer	-	-	-
	Nodularity	-	-	-
	Mallory Weiss	-	-	-
	Normal	12.6 %	78.4 %	1.000
Fondus	Erythema	8.3 %	91.7 %	1.000
	Erosion	0	100 %	1.000
	Ulcer	-	-	-
		-	-	-

	Nodularity Sub epithelial bleeding	-	-	-
Body	Normal	12.3 %	88.7 %	1.000
	Erythema	11.8 %	88.2 %	1.000
	Erosion	0	100 %	1.000
	Ulcer	-	-	-
	Nodularity	-	-	-
Antrum	Normal	0	100 %	0.208
	Erythema	11.9 %	88.1 %	1.000
	Erosion	0	100 %	1.000
	Ulcer	-	-	-
	Nodularity	18.9 %	81.1 %	0.120
D1(Duodenum)	Normal	11.8 %	88.2 %	1.000
	Erythema	0	100 %	1.000
	Erosion	0	100 %	1.000
	Ulcer	-	-	-
	Nodularity	18.2 %	81.8 %	0.618
D2(Duodenum)	Normal	12.5 %	87.5 %	1.000
	Erythema	0	100 %	1.000
	Erosion	0	100 %	1.000
	Ulcer	-	-	-
	Nodularity	0	100 %	1.000

A esofagite e a gastrite inativa foram as patologias mais frequentes nos casos e nos controlos (Tabela 5).

Tabela 5: Achados patológicos nos dois grupos.

Pathology	Cases	Controls
Normal	39 %	23 %
Esophagitis	20 %	35 %
Inactive gastritis	29 %	53 %
Mild gastritis	6 %	3 %
Moderate gastritis	2 %	2 %
Severe gastritis	0	0
Duodenitis	8 %	4 %
Inadequate sample	2 %	2 %

A gastrite inativa foi significativamente mais comum nos casos negativos para H. pylori, enquanto a gastrite moderada ocorreu em todos os casos positivos para H. pylori (Tabela 6). Tabela: Patologia nos casos positivos e negativos para H. pylori.

Pathology	H.pylori positive	H.pylori negative	P. Value
Normal	0	100 %	0.006
Esophagitis	0	100 %	0.205
Inactive gastritis	24.1 %	75.9 %	0.006
Mild gastritis	16.7 %	83.3 %	0.478
Moderate gastritis	100 %	0	0.009
Severe gastritis	-	-	-
Duodenitis	0	100 %	1.000
Inadequate sample	0	100 %	1.000

Os achados patológicos foram semelhantes entre os dois grupos de controlo (H. pylori positivo e negativo) (Tabela 7).

Tabela 7: Patologia nos grupos de controlo positivo e negativo para H. pylori.

Pathology	H.pylori positive	H.pylori negative	P. Value
Normal	4.3 %	95.7 %	0.286
Esophagitis	2.9 %	97.1 %	0.052
Inactive gastritis	15.3 %	84.7 %	0.368
Mild gastritis	33.3 %	66.7 %	0.321
Moderate gastritis	50 %	50 %	0.227
Severe gastritis	-	-	-
Duodenitis	0	100 %	1.000
Inadequate sample	0	100 %	1.000

Capítulo 5 Discussão e conclusão

Discussão e interpretação dos resultados

Com base neste estudo, não encontrámos uma associação significativa entre a hemorragia digestiva alta e a infeção por Helicobacter pylori em crianças com idades compreendidas entre os 6 meses e os 14 anos que foram previamente encaminhadas para o Hospital Pediátrico de Amirkola.

A este respeito, a situação era semelhante à de Usta M e Urganci N(33). De acordo com Abdel Azeem et al (2013), o estudo sobre a infeção por Helicobacter pylori em crianças egípcias com hemorragia gastrointestinal, a infeção por Helicobacter pylori foi significativamente mais elevada no grupo com hemorragia não varicosa do que no grupo de controlo (p = - / -r) e mais elevada do que no grupo com hemorragia varicosa ((p = - / -r)). Isto foi diferente do nosso estudo (3), o que pode ser devido ao facto de o tamanho da amostra neste estudo ser menor do que no nosso estudo ou à observação de diferentes níveis de saúde na região do estudo. Este estudo mostra que a prevalência da infeção por Helicobacter pylori em 200 crianças que foram submetidas a endoscopia e biópsia foi de 11%. Farzaneh Motamed et al (2014) relataram uma prevalência de 9% de infeção por Helicobacter pylori em crianças com sintomas gastrointestinais num estudo de crianças encaminhadas para o Tehran Children's Medical Centre (7). Foi também encontrada uma prevalência de 5% no estudo de Jacobson sobre crianças canadianas (2005).

Infeção por Helicobacter pylori e Tkachnko MA et al. relataram uma prevalência de 13% de infeção por Helicobacter pylori em crianças russas (2005.(36))

Tudo isto indica que a prevalência da infeção por Helicobacter pylori na nossa região é tão elevada como nos países industrializados. No entanto, Mrad Sm et al. mostraram no seu estudo realizado na Tunísia (2007) em 180 crianças submetidas a endoscopia digestiva alta com hematemeses que a prevalência da infeção por Helicobacter pylori em crianças era de 48% (29). Houben Ch et al. também demonstraram, num estudo realizado em Hong Kong em 2008, que 76 crianças com hemorragia gastrointestinal tinham sido encaminhadas.

A infeção por Helicobacter pylori foi observada em 42 crianças (55%), o que pode dever-se ao baixo nível de saúde e socioeconómico das comunidades estudadas. No nosso estudo, a causa mais comum de hematémese no trato gastrointestinal superior é a vermelhidão do esófago e a erosão gástrica, com 33% de frequência cada. O estudo de Dehghani SM em Shiraz (2009) mostra que a causa mais comum de hemorragia do trato gastrointestinal superior (28%) é a erosão gástrica com uma frequência de 28%, o que confirma o nosso estudo.(5) Mas a causa mais comum de hemorragia do trato gastrointestinal superior foi

do que a esofagite (esofagite erosiva), com 40 % relatados no estudo de Mandana Rafiei et al. (2013). *(32)*

A frequência dos achados patológicos em 200 crianças dos grupos de casos e de controlo foi calculada de tal forma que a gastrite passiva foi considerada o achado patológico mais comum nas amostras enviadas para biópsia, com 41%, seguida da esofagite, com 27,5%, da deonite, com 6%, da gastrite ativa com atividade ligeira, com 4,5%, e da gastrite moderadamente ativa, com 2,5%, que continha a maioria dos achados patológicos. No estudo sobre

Motamed F, a gastrite inativa

A gastrite foi considerada o achado patológico mais comum, com 91,5% (7). Abdel Azeem et al. referiram que a gastrite é o achado patológico mais comum nas amostras de biopsia. No nosso estudo, foi observada uma correlação significativa entre a nodularidade anterior e a infeção por Helicobacter pylori e a úlcera D1 com a infeção por Helicobacter pylori no grupo de hemorragia (P

Nesta investigação, todas as 3 crianças com hemorragia do trato gastrointestinal superior na endoscopia duodenal foram consideradas positivas para a infeção por Helicobacter pylori. No estudo de Motamed F, tal como no nosso estudo, existe uma relação significativa entre os nódulos antariculares e a infeção por Helicobacter pylori (7).

No estudo efectuado por Javid G et al., 80,6 % dos doentes com úlceras duodenais eram positivos para H. pylori(1).

O nosso estudo mostra que 100% dos casos mostram que, apesar da menor incidência de úlceras duodenais, é um sinal de associação completa com H. pylori no nosso estudo.

Estes casos confirmam o impacto mais alargado da Helicobacter pylori nas úlceras duodenais.

No nosso estudo, observou-se uma associação significativa entre a idade das crianças, com uma média de 10,2-3,39 anos, e a infeção por Helicobacter pylori no grupo das hemorróidas, o que indica um aumento da incidência da infeção por Helicobacter pylori com o aumento da idade nas crianças com

hemorróidas gastrointestinais superiores. No estudo de Motamed F, a maioria dos rapazes e raparigas (40,44% e 46,7%) entre os 8-12 anos e os 4-8 anos estavam infectados com Helicobacter pylori, embora não tenha sido encontrada uma associação significativa entre a idade e a infeção por Helicobacter pylori no seu estudo (7). (p =. / onde)
O estudo de Mrad S. também não encontrou uma correlação significativa entre a idade e a infeção por H. pylori (29).

2-5 Conclusão

A infeção por Helicobacter pylori não é uma causa comum de hemorragia gastrointestinal superior e de dor abdominal, assim como vimos que a prevalência da infeção por H. pylori não é elevada. A razão para a falta de associação da H. pylori com a hemorragia gastrointestinal foi o menor número de lesões erosivas e ulcerativas nos grupos + H. pylori.
Eritema e ulceração noutras partes do trato gastrointestinal foram observados na maioria dos casos - H. pylori mas com hemorragia.

3-5 Aplicação dos resultados

Este estudo pode ser útil no tratamento e apoio de crianças com hemorragia gastrointestinal superior.

Embora o H. pylori não seja uma causa comum de hemorragia gastrointestinal superior neste estudo, deve ser considerado na classificação da hemorragia gastrointestinal superior, especialmente em crianças com mais idade e peso, e o rastreio deste micróbio é efectuado para prevenir a hemorragia que provoca. Este pode também ser um bom primeiro passo para outros estudos clínicos comparativos.

4.5 Limitações da investigação

De um modo geral, são referidas as principais fraquezas e limitações deste estudo, como a pequena dimensão da amostra e os registos incompletos dos doentes nos casos retrospectivos, que esperamos sejam abordados em estudos futuros.

5-5 sugestões

Por fim, recomenda-se a realização, nos próximos anos, de um estudo mais abrangente, com uma amostra de maior dimensão e uma análise mais exaustiva, para determinar a atual associação entre a H. pylori e a hemorragia gastrointestinal superior.

Referências:

l)Javid G, Zargar S , Ahmad wani M . Hemorragia gastrointestinal superior em crianças em Keshmir (Índia): Uma análise das causas, características e resultados. Jornal de Endoscopia Digestiva. 2010;**l**(3): 145-150.

2) Kalyoncu D, Urganci N, Cetinkaya F. Eitologia da hemorragia gastrointestinal superior em crianças pequenas. Jornal Indiano de Pediatria. 2009; **76**(9): 899901.

3) Abdel Azeem M, El Mazarya D, Mostafa A, et al. Infeção por Helicobacter pylori num grupo de crianças do Egipto com hemorragia gastrointestinal superior. 2013; 6(3): 95-102.

4) Cleveland K, Ahmad N, Bishop Ph, Nowiciki M. Upper gastrointestinal bleeding in children an 11- year retrospective endoscopic investigation. WorldJournal ofPediatrics. 2012;8(2):123-128.

5) Dehghani SM, Haghigat M, Hadiimanie M, Mahmoodreza A.

Hemorragia gastrointestinal superior em crianças no sul do Irão. Jornal Indiano de Pediatria. 2009; 76(6): 635-638.

6) Ertem D. Clinical practice: Helicobacter pylori infection in childhood (Prática clínica: Infeção por Helicobacter pylori na infância). EuropeanJournalofPediatrics. 2013; 172(11): 1427- 1434.

7) Motamed F, Doroudian R, Najafi M , et al . Infeção por Helicobacter pylori: achados clínicos, endoscópicos e patológicos em crianças iranianas. International Journal ofPedicatrics. 2014; 2(3.2): 9-17.

8) Saket S, Hossein SN, Godarzi GH, et al. Investigação do Helicobocter pylori (IgG) em crianças (1-14 anos) encaminhadas para o Shahid Madani Hospital em 2011-2012.

Journal of Research Scientific of lorestan university of medical Science. 2014; 1(59): 14-22.

9) Yucel O. Prevenção da infeção por Helicobacter pylori na infância.

Revista Mundial de Gastroenterologia.2014;20(30): 10348- 10354.

10) Kato S, Zunishino Y, Koozawa K, et al. The prevalence of Helicobacterpylori in Japanese children with gastritis or peptic ulcer disease. Journal of Gastroenterology. 2004; 39(8): 734- 738.

11) Spee A, Leo A, Marirke B, et al. Associação entre Helicobacter pylori e sintomas gastrointestinais em crianças. Pediatrics: pds.2010;2010-0941.

12) Martin ulshen. Dor abdominal recorrente na infância. Nelson textbook of paediatrics. 2004; p: 1245- 1247.

13) Winstein Wilfred M. Gastrity and gastropathies in slesenyer 8 fortitian, Gastrointestinal Disease.fifted W.B saunders company.1993;pss2.

14) Benjamin, Goldand u we blecker. Gatrite e úlceras em crianças wyllic/ hyams paediatric gastrointestinal disease 2nd, ed. 1999; 225-230.

15) J Jimothy Boyle, MD. Dor abdominal walker distúrbio gastrointestinal pediátrico. P. 1996; 205-266.

16) Dale A, Smith A, Hardikar W, Grimwook K, et al.H pylori infection gastric acid secretion and infant growth. J pediatr gastroentrol, Nutr 1998 Feb; 26(9): 393-397.

17) Ridden RH. Pathophysiology of Helicobacter pylori infection in children.American Journal of Gastroentrology. 1993;3(7): 599-603.

18) Kerr JR. Association between sudden infant death syndrome and Helicobacter pylori infection (Associação entre a síndrome da morte súbita infantil e a infeção por Helicobacter pylori). Arch Dis Child 2000; 83(5): 429-434.

19) Choe YH, Kim SK, Son BK, et al. Randomised placebo-controlled trial of H. pylori eradication in iron deficiency anaemia in pre-pubertal children and adolescents. Helicobacter. 1999;4(2): 135-139.

20) lalley NG, Vakil N, Bullard E, Fenerty MB. Falta de benefício da erradicação de H. pylori em pacientes com dispepsia sem úlcera. N eugl

Ymed. 1999; 341 (15): 1106-1111.

21) Tolia V. Infeção por H. pylori em pacientes pediátricos. Curr Gastroentrology Rep. 1999; 1(4): 308-313.

22) Corrado GL, Luzzi I, Luccare LLI S, Frediant T, Pacchiaroth C. Positive association between H. pylori and food allergy in children. Secand Journal of Gastroenterology. 1998; 33(11):1135-1139.

23) Maron Rowland, Billy Bourk, Brendan Drumm. H. pylori Walker Hamilton, Walker Smith e Watkins. Paediatric Gastrointestinal Diseases 3rd ed. 2000; 389394.

24) Kato S, Furuyama N, Ozawa K, Ohnuma K, Linuma K. Long term follow up study of serum IgG and IgA antibodies after H. pylori eradication paediatrics. 1999; 104(2): e22.

25) Perri F, Pastore M, Clement R, et al. H. pylori can undergo spontaneous eradication in children - a 2-year follow-up study. k pediatrics

Gastroenterology Nutrition. 1998;27(2): 181-183.

26) Cassawal TH, Nilsson HD, Bergstron M, et al. Avaliação da serologia do teste respiratório da ureia 13C e da PCR de amostras de fezes para detetar H. pyiori em crianças do Bangladesh. paediatrics GastroentrologyNutrition. 1999; 28(1): 31-36.

27) Malaty HM, Havmant, Graham DY, Fraley JK. H. pylori infection in asymptomatic children impact of epidemiological factors on diagnostic test accuracy. pediatrics GastroenterologyNurtition. 2002; 35(1); 59630.

28) [th]Wyllie R, Hyms SJ, Kay M. Pediatric gastrointestinal and liver disease.(2016); 5 edition: vol l.Elesevirlnc, Philadelphia.144-153.

29) Mrad S, Boukthir S, Gharsallah L, et al. Infeção por Helicobacter pylori na infância devido a hematemeses: padrões endoscópicos e patológicos. La Tunisie medicals. 2007; 85(11): 930-934.

30) Ozkan T, Altay D, Otuzbir A, Ozgur T. Avaliação de pacientes

pediátricos com hemorragia gastrointestinal: experiência de um centro terciário. 2014 ; 99(suppl2): A283-A283

31) Houben CH, Chiup W, Laujy. As úlceras de Deudenal dominam a hemorragia gastrointestinal superior aguda na infância. A10- year Experience from Hong Kong.Journal ofDigestive Disease.2008;9(4):199-203.

32) Rafeey M, Shoaran M, Majidy H. Endoscopia de diagnóstico e características clínicas de crianças com hemorragia gastrointestinal: Um estudo retrospetivo de 10 anos. Iraman red cresent medical yourual. 2013; 15 (9):794-797.

33) Usta M, Urganci N. Upper gastrointestional bleeding in children: the role of Helicobacterpylori infection and non-steroidal anti-inflammatory drug use. West Indian Medical Journal. 2015; 64(2): 113.

34) Suzana M, Telaku S, Devoli-Disha E, et al. Gastrite por Helicobacter

pylori classificação atualizada de Sydney aplicada em nosso material.Prilozi.2009; 30(1); 4560.

35) Weisenberg E. Características da gastrite gástrica a relatar. www.pathologyoutlines.com.2012

36) Tkachenko MA, zhannat Nz, Erman Lv. Dramatic changes in the prevalence of Helicobactorpylori infection in childhood: a 10-year follow-up study in Russia [Alterações dramáticas na prevalência da infeção por Helicobactorpylori na infância: um estudo de acompanhamento de 10 anos na Rússia]. Journal of paediatrics Gastroentrology ration. 2007; 45: 428-432.

Índice

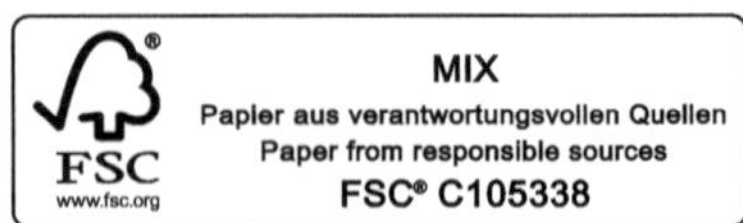

Printed by Books on Demand GmbH, Norderstedt / Germany